LES

MÉDECINS

AU THÉATRE

DEPUIS MOLIÈRE

PAR

Le Docteur C. SAUCEROTTE

Chevalier de la Légion d'honneur
Officier de l'Instruction publique; Membre correspondant de
l'Académie de Médecine, etc.

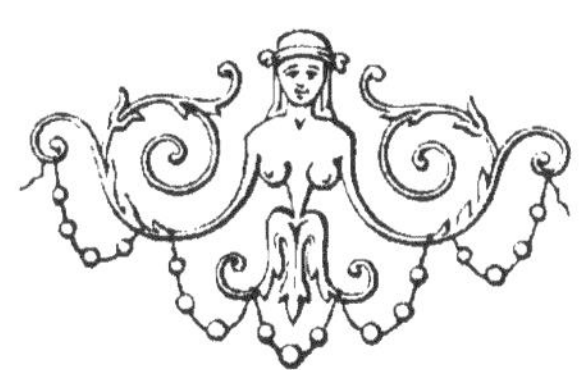

PARIS

DENTU, LIBRAIRE-ÉDITEUR

Palais-Royal

—

1881

LES
MÉDECINS
AU THÉATRE
DEPUIS MOLIÈRE

PAR

Le Docteur C. SAUCEROTTE

Chevalier de la Légion d'honneur
Officier de l'Instruction publique ; Membre correspondant de
l'Académie de Médecine, etc.

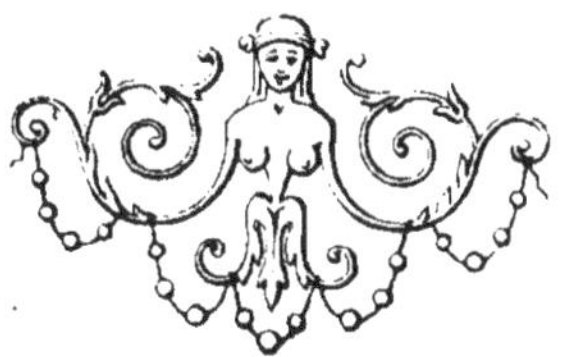

PARIS

DENTU, LIBRAIRE-ÉDITEUR
Palais-Royal

—

1881

MÉDECINS AU THÉÂTRE

DEPUIS MOLIÈRE

I

Les Médecins à travers les révolutions théâtrales

Si l'histoire d'une société est écrite, comme l'a dit un critique éminent, dans celle de son théâtre, cela doit être également vrai des professions qui s'exercent dans son sein, et en particulier de la médecine, l'une des plus considérables d'entre elles.

Voilà comment j'ai été amené à rechercher quelle place les médecins, qu'on voit jouer un rôle si important dans le théâtre de Molière, occupent dans le répertoire de ses successeurs.

Par leur pédantisme suranné, par leur esprit de résistance au progrès, les membres de la docte faculté avaient prêté le flanc aux railleries de notre grand comique ; mais comme

il n'avait rien laissé à faire sous ce rapport
à ceux qui auraient été tentés de marcher sur
ses traces, et qu'à part quelques risibles
coutumes le fond même des choses était resté à
peu près le même jusqu'à la fin du XVIIIe
siècle, la campagne ouverte par Molière prit
fin avec lui, et le théâtre vécut sur son passé,
se bornant à offrir à un public qui ne s'en
lassait pas les vieux portraits toujours ressem-
blants de nos ridicules prédécesseurs.

Bien que s'étant inspiré du *Malade imaginaire* dans plusieurs scènes du *Légataire
universel*, Regnard n'y fait pas apparaître
de médecin. — Point d'allusions dans *le
Grondeur* de Bruéys à l'art de guérir qu'exerce
le héros de sa pièce, si ce n'est quand il s'en
prend à ses malades qui, dit-il, « semblent
mourir pour le faire enrager ». — Le *Cris-
pin-médecin* de Haute-Roche est une sorte
de Scapin ou de drôle à tout faire qui s'affuble
d'une robe et d'un bonnet de docteur pour
duper son monde et arriver à ses fins. La
crainte de paraître ignorant ne l'embarrasse
guère : « bien d'autres médecins le sont autant
que moi ! » Et quand il touche les honoraires
de sa première consultation, il célèbre les
avantages d'un métier « où l'on gagne tant
d'argent sans savoir ce que l'on fait. » — Dans

l'*Aveugle clairvoyant* de Legrand, Lempesé
est tout ébahi d'apprendre qu'une eau contre
les maladies de peau qu'il a prescrite dans une
circonstance pressante et pour sortir d'embarras à son malade (un soi-disant aveugle)
l'a guéri de sa cécité, et il s'écrie avec une
bonhomie non exempte de malice : « après un
tel succès, je puis tout hasarder ! » — si
j'ajoute à ce qui précède, le médecin *petit-
maître* dont Poinsinet nous offre dans sa
comédie du *Cercle* un portrait assez bien
réusssi (j'y reviendrai plus loin), j'aurai cité,
pour ne pas parler des bouffonneries et de
maints traits satiriques vieux comme le
monde, ce qu'il y a de plus important à glaner dans l'ancien répertoire sur le sujet qui
m'occupe.

C'est que les mœurs avaient changé, et
que l'on abandonnait un champ dans lequel le
maître avait laissé bien peu à butiner, pour
suivre Marivaux et ses émules dans la peinture d'un monde spirituellement frivole, où
les disciples d'Hippocrate n'avaient pas grand
chose à voir. Outre que la tragédie classique,
genre alors très goûté, leur était absolument
fermée, la tragédie bourgeoise ou le drame
larmoyant créé par Lachaussée, mis à la
mode par Diderot et dont le pathétique était

le nerf (1), leur semblait également interdit, car on ne comprenait pas qu'on pût s'occuper de la gent purgeante et saignante autrement que pour en rire.

Mais la Révolution allait éclater. Né dans des temps relativement calmes, l'ancien théâtre ne pouvait plus suffire à une société affamée de réformes. Il n'est plus le pacifique passe-temps d'autrefois ; la politique fait invasion sur la scène. Ici encore les médecins restent en dehors des changements qui s'opèrent et du mouvement qui emporte les esprits. Un des précurseurs de 89, Beaumarchais, avait moins songé dans son personnage de Bartholo à rire du médecin que du tuteur dupé (2).

---

(1) On ne peut se figurer la quantité de larmes que l'on voit répandre, au théâtre et ailleurs, dans cette période du XVIIIᵉ siècle, où la sensibilité est de bon ton et la philosophie de la sensation en grande faveur. Amants, époux, parents, amis ne peuvent s'écrire, s'éloigner ou se revoir, se brouiller ou se raccommoder sans verser des torrents de pleurs. La correspondance de Mᵐᵉ d'Épinay offre parmi les exemples curieux de cette facilité à larmoyer, le croirait-on? l'auteur du *Contrat social*. (Voir aussi les *Mémoires* de Beaumarchais).

(2) On n'y trouve que cette plaisanterie renouvelée de Montaigne (lequel l'avait lui-même empruntée à un ancien) : B. « Un art dont le soleil s'honore d'éclairer les succès ! AL. et dont la terre s'empresse de cacher les bévues... » (*Mariage de Figaro*).

Qui eut pensé à se divertir des Diafoirus et
des Purgons du temps en présence des évène-
ments qui passionnaient les foules? Qu'est-ce
que le *Malade imaginaire* avait de commun avec le répertoire en faveur, *Brutus*,
Charles IX, *les Victimes cloîtrées*, *la prise
de la Bastille*, *le Jugement dernier des
Rois*, etc.? La liberté théâtrale décrétée en
91 avait ouvert la carrière aux pièces révolu-
tionnaires, et « la terreur, dit Al. Royer, fit
du théâtre son complice. » On représentait un
Médecin malgré lui dans lequel l'auteur
(Désaugiers) avait introduit le *ça ira ;* mais
on ne songeait pas à flageller les médicastres
éclos de la suppression de ces facultés dont
on s'était si longtemps moqué, et qui ache-
taient au taux le plus modique une sorte de
diplôme leur conférant, sans autres garanties,
le droit de vie et de mort sur leurs concitoyens.
Les quelques écrivains qui continuèrent, paral-
lèlement aux excentricités du théâtre révolu-
tionnaire, les traditions classiques ne pensèrent
pas à rouvrir la scène aux représentants de la
faculté. A peine ceux-ci figurent-ils dans des
rôles épisodiques, y montrant les ridicules,
les travers ou les qualités en rapport avec le
milieu dans lequel ils se meuvent, avec l'action
dans laquelle ils se trouvent engagés, mais

sans rien de spécial à la profession qu'ils
exercent, au caractère dont elle les revêt. C'est
ainsi que Picard, l'auteur le plus en vue de ce
temps, introduit dans le *Collatéral* un médecin
débonnaire victime d'un farceur qui lui fait
parcourir la ville pendant la nuit pour ménager
à un sien ami un rendez-vous avec la nièce du
bonhomme ; mais la personnalité médicale de
cet autre Bartholo s'efface derrière celle du
tuteur crédule et mystifié. Ainsi en va-t-il
pendant l'empire et sous les régimes qui lui
succèdent. C'est que *la Corporation* a disparu
comme les castes, et avec elle les types qui
lui imprimaient un cachet particulier. Les
médecins de Molière ne ressemblaient à
personne. Ils avaient un costume, parlaient
une langue à eux ; les nôtres, hommes de
leur temps, parlent, agissent, s'habillent
comme tout le monde. Ils peuvent prêter au
ridicule, mais « leurs cravates blanches ne
donnent point à rire comme les bonnets poin-
tus de leurs prédécesseurs » ; et (genre bouffon
à part), ils se montrent, en général, trop sérieux pour être comiques, même dans les
situations qui y prêtent le plus. Ainsi, con-
trairement à ce qui se passe d'ordinaire sur
la scène et ailleurs, voit-on de nos jours,
dans maintes pièces à médecins, des maris

trompés s'attirer le respect et les sympa-
thies (1).

Dans cette société sortie d'une révolution,
les mœurs théâtrales avaient dû se modifier
comme les goûts, comme les amusements eux-
mêmes; avec les Sganarelles et les Mascarilles
ont disparu les Diafoirus et les Desfonandrès.

En résumé, les nombreuses transformations
qu'a subies notre littérature dramatique, depuis la comédie de l'empire jusqu'au théâtre
réaliste ou naturaliste de nos jours, en passant
par les drames romantique, historique, populaire et socialiste, par la comédie-drame et
par les pièces de genre (2), n'ont guères eu
d'autre effet, au point de vue exclusif qui
m'occupe, que d'approprier le rôle et le lan-

(1) Telles, pour n'en citer que quelques-unes, le
drame d'*Hélène*, par M. Pailleron, où le médecin
Duprat accorde à la mère un pardon généreux qu'il
eût refusé à l'épouse coupable; — *les Vieux Amis*,
dans la comédie de ce nom par M. L. Davyl; —
Palmore, dans *la Princesse Rouge* de Plouvier, allant
jusqu'à sacrifier sa vie au bonheur de sa femme que
lui a enlevée un séducteur, etc., etc.

(2) Enumération que l'on trouvera à peine complète, si l'on se représente que la littérature dramatique a changé six fois de forme en France depuis
le commencement du siècle (V. Al. Royer, *Histoire
du théâtre*. Paris, P. Ollendorf.)

gage des médecins à l'air ambiant, aux idées
et au goût dominants. Ils n'y sont même le
plus souvent que les coefficients d'une action
dramatique quelconque, dans laquelle ils auraient pu figurer tout aussi bien à titre d'avo-
cats, de notaires, etc. Ils ne s'y montrent,
d'ailleurs, qu'en nombre assez restreint. Cependant les trente et quelques années que Scribe
(aidé de nombreux collaborateurs), remplit de
ses aimables productions alors si goûtées.
ont vu réapparaître la docte faculté dans la
personne de ses représentants qui prêtent
le mieux à une interprétation comique : le
médecin des dames; celui qui parvient par
le *charlatanisme* ou la *camaraderie*, etc.
mais j'aurai à revenir plus loin sur des détails
que comporte ce sujet.

Enfin, à une époque plus récente. un écri-
vain connu par de nombreux succès au théâtre,
et poète à ses heures, M. E. Nus, fait jouer, en
collaboration avec feu Brisebarre, une comédie
en cinq actes où le premier, après Molière,
il met en scène *le corps médical*. Mais sous le
titre un peu ambitieux peut-être donné à sa
pièce (*les Médecins*), a-t-il peint avec vérité
ceux qu'il fait passer devant nous ? En fait,
c'est une galerie de portraits poussés pour la
plupart à la charge, et dans l'exhibition des-

quels les auteurs ne paraissent avoir eu d'autre
but que de divertir le public. Ils ont parfaitement réussi sans doute, seulement je repro-
cherai aux singuliers médecins qu'ils mettent
en scène de ne pas se prendre au sérieux,
de se donner la comédie à eux-mêmes. En
outre, comme le titre collectif donné à la
pièce pourrait faire prendre le change au public, je me permettrai de protester contre
l'intrusion dans les rangs des fils légitimes
d'Hippocrate, d'une espèce de Fontanarose
qu'on ne peut, sans faire injure, ranger avec
eux sous une commune étiquette. La meilleure excuse que je trouve à cette déplaisante
assimilation, c'est qu'elle a fourni à nos spiri-
tuels auteurs l'occasion de mettre en relief un
caractère d'un comique vrai, celui de l'homme
qui, par une fanfaronnade assez commune,
affecte quand il se porte bien un scepticisme
superbe envers la médecine, mais se hâte d'y
recourir à la moindre indisposition ; poussant même la crédulité jusqu'à invoquer les
secours du premier pitre qui lui *garantira* la
guérison. Tels ces marins, gent peu dévote,
qui dans le péril adressent une fervente prière
à Notre-Dame de Bon-Secours. Un mot excellent aussi à noter, c'est celui du charlatan
qui sachant sa femme atteinte d'une maladie

dangereuse, et oublieux du dédain qu'il professe dans ses prospectus pour la faculté, sa mortelle antagoniste, s'écrie avec un plaisant accent de conviction : « Vite, un médecin ! »

II

Caractères des Médecins au théâtre

Il ne faudrait pas conclure du caractère trop effacé des médecins de nos jours sur la scène qu'il n'y a pas là matière à observation. Pour avoir perdu, dans le nivellement général des conditions, les allures professionnelles et la physionomie originale qu'ils ont dans le théâtre de Molière, leurs successeurs n'en ont pas moins conservé maints traits de caractère qu'ils empruntent les uns au métier, les autres au milieu dans lequel ils se meuvent et aux exigences de la vie moderne, à laquelle ils sont plus mêlés qu'autrefois ; c'est le côté psychologique de la question ; j'entre, en l'abordant, dans le cœur même du sujet.

LE CHARLATANISME MÉDICAL SUR LA SCÈNE.

Tels sont les déguisements que peut prendre le charlatanisme, telles sont les transformations dont est susceptible cette lèpre de l'art, que n'était la crainte de paraître trop généraliser, je lui attribuerais volontiers, comme à leur source commune, toutes les déchéances de la profession.

Mais pour mettre plus de précision dans mes analyses, j'y introduirai diverses catégories caractérisées par quelques traits dominants, à commencer par le charlatanisme qui marche directement à son but par les procédés familiers à tous ceux que l'on voit escamoter la réputation et la fortune.

Si l'on ne savait ce genre de charlatanisme immortel comme la bêtise humaine dont il tire ses succès, on pourrait le croire un produit perfectionné de notre cilivisation, en le voyant, bien que se prêtant merveilleusement à la comédie satirique, à peu près oublié par nos auteurs comiques, y compris Molière lui-même ; car ses médecins, hommes de conviction, honnêtes après tout malgré leurs travers, ne sont pas des charlatans, dans le sens, du moins, que je viens d'attacher à ce mot. Ils

croient fermement à l'efficacité de leurs formules, n'ont pas pour métier de faire des dupes
et pour mobile la passion de l'argent. L'outil-
lage nécessaire à l'industrie dont nous parlons
leur faisait défaut. Ils n'avaient pas à leur
dévotion une presse vénale toujours prête à
leur servir de porte-voix, à mettre à la disposition de quiconque la paie toutes les ressour-
ces du boniment.

Il faut arriver jusqu'à Scribe pour trouver
un auteur qui fasse du charlatanisme prenant
des airs scientifiques le titre et l'objet d'une
pièce. Encore s'agit-il moins dans l'œuvre
légère qui porte ce nom de pourfendre le charlatanisme que d'en montrer les ficelles. Remy,
un jeune docteur qui n'a pas encore subi les
désillusions de la pratique, s'imagine dans
l'ingénuité de son âge et l'ardeur de sa foi
qu'avec du talent on n'a besoin pour arriver
ni de prôneurs ni d'intrigue. Mais des amis
plus avisés, convaincus qu'il importe moins
de posséder du mérite que de persuader aux
autres qu'on en a, ont recours pour le lancer
dans le monde aux manœuvres connues des
faiseurs de réputation. Des journaux enton-
nent les louanges du jeune savant; son *traité
sur le croup* dont on n'avait pas vendu
jusqu'alors un seul exemplaire est acheté

tout entier au libraire ; des gardes municipaux
sont requis pour maintenir la foule que l'on dit
devoir affluer à son cours ; des équipages
reçoivent l'ordre de stationner à sa porte et l'on
frappe la nuit chez les voisins au nom de
duchesses imaginaires qui réclament ses
secours ; enfin une grande dame mise dans ses
intérèts le fait arriver à l'académie (1). Bref, à
peine a-t-il eu le temps de se faire connaître
qu'on lui crée par anticipation une sorte de
célébrité. Un père bien renté, mais jusqu'alors
récalcitrant en est tout ébloui, et finit par lui
accorder sa fille ; et notre jeune docteur, un
charlatan sans le savoir, de s'écrier : « vous
voyez bien que sans l'intrigue on finit
toujours par arriver ! » — car toute cette
savante stratégie s'est déployée à son insu ou
à son corps défendant. — L'auteur a cependant
mis dans la bouche de l'ami qui a le plus
chaudement travaillé à ce triomphe peu moral,
quelques paroles qu'on peut en regarder

(1) Le portrait n'est pas aussi chargé qu'on pourrait le croire, et Scribe aurait pu en emprunter plusieurs traits à un médecin fort réputé au commencement de ce siècle, Portal, qui racontait avec un
certain cynisme, dans son cours au collége de France,
les trucs de ce genre employés par lui au début de sa
pratique.

comme le correctif; il avertit celui dont il a facilité les débuts dans la carrière: « que les renommées conquises en vingt-quatre heures s'évanouissent de même, si le talent ne consolide l'œuvre du hasard ou de l'amitié. »

Des trois jeunes gens qui figurent dans *la Mansarde des artistes*, une autre pièce du même auteur, l'un est un étudiant en médecine, dont un professeur émérite très-fort dans l'art de cultiver la clientèle travaille à faire l'éducation, en lui démontrant qu'il ne suffit pas d'être versé dans le diagnostic, le pronostic et la thérapeutique, si l'on n'a étudié les malades, c'est-à-dire si l'on ne connait leurs préjugés (d'opiniâtres maladies que celles-là!) ; si en les soignant un peu pour la science, on ne les traite beaucoup pour le mal qu'ils se supposent et par les remèdes auxquels ils ont foi : car, il n'y a parfois rien à gagner à être trop logique. Aussi, l'habile professeur n'hésite-t-il pas à mettre, au besoin, sa pratique en discordance avec son enseignement: à prescrire par exemple l'emploi des sangsues qu'il anathématise en chaire (on était alors sous le règne de Broussais), parce qu'il ne faut pas risquer de passer, en repoussant le traitement à la mode, pour un esprit arriéré, esclave de la routine.

Ce n'est pas sortir de mon sujet que de parler ici de la *Camaraderie*, cette sorte d'alliance défensive, au besoin même offensive ; en d'autres termes, cette société coopérative entre amis travaillant en commun à conquérir de haute lutte le succès et la fortune. La comédie (de Scribe encore) qui porte ce nom suffirait à prouver que si ce n'est pas là du charlatanisme, c'est au moins un produit du même lignage.

Bernardet, l'homme d'esprit de la bande, bien lancé, habile et parvenu déjà à une belle position comme praticien, espère arriver plus haut encore grâce au plan de conduite qu'il a adopté et dont il expose la théorie en ces termes : « Nous sommes dans un siècle d'actionnaires, tout se fait par entreprise et associations... pourquoi n'en serait-il pas de même des réputations ? Seul, on ne peut rien pour s'élever : mais montés sur les épaules les uns des autres, le dernier si petit qu'il soit est un grand homme... ce sont des succès par assurance mutuelle. » Des éloges colportés dans tous les salons, des cures proclamées avec enthousiasme dans la presse par les membres de cette confrérie en assurent d'autant mieux le succès qu'elle est cimentée par l'intérêt, et qu'on y fait entrer les dames. Bien qu'en défiance contre la politique, parce qu'elle désunit, cette espèce de franc-maçonnerie a pour principe de se faire des appuis dans tous les camps ; il suffit pour cela d'avoir des opinions... de rechange — « Je suis souris, vivent les rats ! »

Impliqué dans une intrigue de cet ordre, l'habile homme qui fait regretter les médecins simplement ridicules de Molière, Bernardet finit par s'apercevoir qu'il a servi de compère à ceux sur lesquels il avait compté pour lui faire la courte échelle, et qui l'ont renversée sur leur associé après qu'ils l'ont eux-mêmes gravie. L'affabulation de cette comédie est d'ailleurs, comme pour celle dontj'ai parlé précédemment, dans les quelques mots qui la terminent : « Si l'on arrive par les camarades, *on ne reste* que quand on a du talent. »

La *Poudre aux yeux* de M. Labiche, nous offre un spécimen d'une autre sorte de charlatanisme, — car il y a plus d'une variété dans le genre, — c'est ce que l'on pourrait appeler le charlatanisme *par amour paternel.* Le docteur Malingear qui vise pour sa fille l'héritier d'un certain Ratinois, — un prince de la confiserie, richissime à ce qu'il suppose, met tout en œuvre pour l'éblouir : ameublement luxueux, équipage, loge aux Italiens, clientèle aussi fantastique que dorée. Il se fait apporter sur un plateau d'argent par un laquais galonné des lettres de grandes dames ; de complicité avec M. Malingear, il fait frapper itérativement à la porte où il est enfermé avec Ratinois pour lui faire croire que de nombreux clients se pressent dans son salon d'attente. Mais, ce qu'il y a de piquant, c'est que le beau-père convoité n'est rien moins que le millionnaire rêvé. Pénétré, lui aussi, de cette maxime de Larochefoucauld que « pour s'établir dans le monde, il faut faire ce que l'on peut pour y paraître établi, » il a eu recours, en vue de prendre dans ses filets le rusé Malingear, à des amorces du même genre. Double méprise, double déception où, d'un côté comme de l'autre personne n'a rien à se reprocher. — Ces diverses catégories de charlatanisme se rattachent encore par un caractère commun à celui que notre fécond dramaturge a désigné sous le nom de *puff*, ou comme on dit aujourd'hui *le puffisme*, c'est-à-dire : « L'art de semer et faire éclore à son profit une graine dont le germe n'existe pas. »

En descendant de quelques degrés les échelons de la profession, on trouverait le médecin esquissé dans le *Malade imaginaire*, et que MM. About et Najac ont mis en scène dans *Retiré des affaires ;* c'est celui qu'on voit battre monnaie avec la manie des hypocondriaques qui passent leur vie à se tâter le pouls, ou à regarder leur langue dans un miroir, convaincus qu'ils sont menacés de toutes les maladies dont on parle autour d'eux; ou bien encore *le guérisseur* dont l'industrie consiste à faire croire qu'il a rendu l'ouïe à de faux-sourds, la vue à de prétendus aveugles; tel un autre Malingear qui figure dans les *Ficelles du docteur*.

Puisque l'*homéopathie* a figuré dans quelques pièces à titre de mystification ou de singularité charlatanesque, je ne veux pas m'en taire entièrement. Si, en effet, cette doctrine a pu faire illusion, au point de vue théorique, à quelques esprits sincères, sous le rapport pratique elle a été assez généralement reléguée, à tort ou à raison, parmi ces procédés à l'aide desquels on cherche à attirer l'attention publique en sortant des voies battues, et à exploiter le goût pour l'extraordinaire ou pour l'inconnu, lequel est de tous les temps. Aussi dès l'époque de son apparition en France, voit-on l'homéopathie en butte aux plaisanteries dont on ne fait pas grâce aux excentricités en tous genres, surtout quand elles se donnent des airs profonds. Deux hommes d'esprit (A. Fournier et Biéville) en tiraient même le titre d'une pièce, où la nouvelle doctrine ne sert que de prétexte à une intrigue absolument étrangère aux choses médicales, mais fournit à un adepte l'occasion d'en exposer en ces termes les principes fondamentaux : « Hahnemann a dû à une inspiration du ciel, — je le tiens de lui-même ! — de régénérer cette science routinière et impuissante qui conduit tant d'hommes dans l'autre monde… à la suite d'expériences réitérées sur lui-même, il a fini par reconnaître qu'il n'y a pas de maladie qu'on ne puisse inoculer, partant qu'il n'en est pas non plus qu'on ne puisse guérir par les semblables, *similia similibus*. C'est ainsi qu'on guérit la petite vérole par la vaccine, la fièvre par le quinquina qui la donne à un homme bien portant, etc. » Le docteur Fritz-Bach n'entend pas seulement l'art de traiter les malades par ses globules, il sait également les prendre par leur faible, et il a germanisé son nom, « voyant que pour se faire reconnaître du mérite il faut s'attribuer une origine exotique. » On sait, en effet, des gens auxquels cette tactique a réussi assez bien, même de nos jours. Depuis cette époque il a vu affluer dans son cabinet de consultation « des gens qui n'eussent jamais songé sans cela à en prendre le chemin. »

Dans *les Serments*, une comédie de Viennet jouée en 1839 au Théâtre Français, c'est un médecin, le docteur Bris, qui fait lui-même le procès à l'homéopathie :

> ...., Et quelle est la nouvelle folie ?
> S'occupe-t-on encore de l'homéopathie ?
> Va-t-on s'imaginer dans l'art de Galien,
> Que par l'excès du mal on opère le bien :
> Que par le choléra la colique se traite,
> Et qu'une fièvre chaude emporte un mal de tête?
> . . . .
> Quand fera-t-on des lois contre les charlatans ?

À quoi le marquis, son interlocuteur, réplique :

> Docteur, vous frapperiez des gens fort importants !

Je passe sur maintes pièces légères, et sans prétention aucune au grand art,— on s'en aperçoit de reste, — dans lesquelles les doctrines et les remèdes à la mode (magnétisme, acupuncture, somnambulisme, etc.) prêtent à des situations comiques ou à des plaisanteries plus ou moins spirituelles. Je ne m'arrêterai pas non plus à l'auxiliaire obligé du médecin, lequel a bien perdu de son importance scénique depuis l'époque où l'auteur du *Malade imaginaire* allait chez Arnoulet (l'Apothicaire de Condé) s'instruire dans la langue qu'il faisait parler aux Fleurant.

LE MÉDECIN DE DAMES, — DE THÉÂTRE, — DES EAUX.

> Rien n'est plus dangereux qu'un médecin de femmes ;
> Il a tous les secrets... et les occasions.
> (VIENNET).

Il serait trop rigoureux de classer le médecin de dames parmi les charlatans ; son seul charlatanisme à lui c'est de réussir par les femmes ; ses seuls artifices sont empruntés à ce qu'on appelle par euphémisme le *savoir-faire*. Or, s'il est une vérité banale, c'est que pour arriver dans le monde il faut, avant tout, plaire à la plus belle moitié du genre humain. Aussi a-t-on pu dire qu'une migraine dont on guérit une grande dame assure plus promptement la vogue que la cure la plus habile.

C'est au XVIIIe siècle que le médecin *petit-maître*, comme on disait alors, brille de tout son éclat : à cette époque où devenu un article de mode il pénètre avec *l'Encyclopédie* ou *le traité des maladies nerveuses* dans tous les boudoirs ; où les belles dames ont leur médecin attitré, faisant concurrence aux petits abbés, et choyé comme un directeur de conscience auquel on n'a rien à refuser parceque l'on a beaucoup à lui demander. Que nous voilà loin du temps où Pascal disait : « qui voudrait d'un médecin sans soutane ? » — Le *Cercle*, une comédie de Poinsinet aujourd'hui oubliée bien qu'elle ne manque pas de certaines qualités comiques, fait apparaître pour la première fois ce bellâtre sur la scène. Il évolue parmi les femmes réunies dans le salon de la belle Araminte, leur adressant tour-à-tour des madrigaux, des conseils ou d'aimables reproches sur leurs petites imprudences. « Je n'imite pas, dit-il, ce peuple de médecins qui ne pensent qu'à guérir ; moi, mesdames, j'étudie le caractère, la tournure d'esprit de mes malades, je prévois les accidents et j'aime mieux préparer, et même à l'occasion prolonger une maladie que de trancher dans le vif, et vous rendre en huit jours une santé grossière dont on ne jouit dans le monde que pour en abuser. » On le trouve charmant : « c'est, dit la dame du logis, bien moins un médecin qu'un ami ; c'est par attachement qu'il me traite ; dans ma dernière migraine, il ne m'a pas quittée. » Sur quoi cet enfant chéri des boudoirs s'écria : « que voulez-vous ? quoique vous nous fassiez mourir, il faut bien songer à vous faire vivre... Voyons : l'estomac ? — délabré. — l'appétit ? — est-ce-que l'on mange ! — crachez-vous ? —

je crois que oui.— tant mieux ; vous avez des images devant les yeux, des disparates dans la tête ? — précisément. — je l'aurais gagé. Allons, il faut prendre un parti sérieux. » Et il conseille l'eau de poulet, jointe à un spécifique des plus anodins qu'il a réussi à mettre en faveur : « les anciennes drogues dont nos ancêtres faisaient usage pouvaient convenir à leurs santés robustes et grossières ; mais aujourd'hui tout doit être soumis aux lois de votre délicatesse et de vos grâces. Voudriez-vous que j'offensasse l'estomac d'une jolie malade avec du miel aérien (1) qui ne purge que par indigestion ? » Puis s'adressant à une autre de ses clientes qui se plaint de n'être guères mieux : « je le crois bien, c'est contre mon avis que vous avez fait éventer (ouvrir) la veine. Mais voilà comme vous êtes, mesda-mes ; depuis que votre petit chirurgien s'est donné le renom d'un joli saigneur, il vous fait tourner la cervelle (2)... je devrais, pour vous punir, vous abandonner à sa lancette inhumaine, vous laisser épuiser jusqu'au blanc ; mais vous êtes si intéressantes ! »

(1) *La manne*, Delille n'eut pas trouvé mieux.

(2) Ici perce la rivalité fameuse entre les médecins et les chirurgiens, qui ne pouvaient pratiquer la sai-gnée que sur l'ordonnance des premiers.

Voilà le ton. Après ce *quos ego*, et lorsqu'il a distribué à toutes ses clientes conseils et madrigaux le Dorat de la faculté prend congé « pour courir au marais où les insomnies sont à la mode; de là au faubourg St-Germain, où règnent des petites fièvres. » Un dernier trait d'un bon comique : il a vingt santés à soigner, et quand il y songe, le sort..... de ses malades ? non, « le sort *de ses chevaux* lui fait pitié ! »

Après Poinsinet, et Th. Leclerq qui en avait fait le sujet de l'un de ses proverbes dramatiques, Scribe fit représenter *le Médecin de dames* dont il trace en ces termes le portrait: « Le sourire constamment sur les lèvres et parlant maladies comme d'autres parlent sentiment, il règne en maître sur ce joli petit monde où il est écouté comme un oracle... comment ne céderait-il pas à l'intérêt le plus tendre quand il entend la beauté souffrante réclamer ses soins (1) ? » Mais aussi quelle adresse ne lui

(1) Lorry, médecin très-bien vu du beau sexe au siècle dernier, écoutait avec l'air du plus vif intérêt les longs récits de ses malades, et leur dépeignait leurs souffrances avec tant d'exactitude qu'il semblait les ressentir par contre-coup. Ce qui faisait dire à la comtesse de C***. « Ce pauvre Lorry, il est si au fait de nos maux que l'on dirait qu'il a lui-même accouché. » (Duc de Lévis, *Maximes et Portraits*.)

faut-il pas pour parcourir sans les briser les touches de ce clavier délicat ; pour reconnaître si, au fond des maux qu'accuse une intéressante malade, ne se trouve pas une de ces affections à demi morales, à demi nerveuses qu'une femme tient toujours à sa disposition, quand il s'agit d'obtenir d'un mari récalcitrant la chose enviée ? Tâche délicate que celle de « ce dépositaire forcé des mystères de l'alcôve et du bou doir, confident obligé de toutes les faiblesses, tenant entre ses mains l'honneur des familles, et devant lequel l'époux le plus jaloux est contraint de se retirer quand sa moitié lui dit : « c'est le docteur. » Au reste, ayant plus fréquemment à entendre des plaintes qu'à prescrire des remèdes, le médecin de dames ne se pique pas de pâlir surles livres et de faire montre de science :

> Sans s'efforcer de l'acquérir,
> Il a trouvé l'art de guérir,
> Comme les femmes l'art de plaire.

Grâce au crédit dont il jouit auprès de la femme d'un grand financier, le docteur Roselyn, le héros de la pièce, est parvenu à se faire bien voir d'un banquier dont il courtise la nièce. Mais, ô fatalité ! toute sa diplomatie échoue par suite de circonstances plus fortes que lui, et pris dans ses propres filets il voit lui échapper la jolie proie qu'il convoitait. Ici, du moins, la morale professionnelle est satisfaite, et l'on peut dire : tout est bien qui finit *mal*.

Quoique ce type se soit à bien des égards modifié de nos jours, où l'on ne voit plus nos médecins prodiguer à leurs clientes l'encens de madrigaux démodés, on aurait tort de croire qu'il est entièrement perdu. Ne le retrouve-t-on pas dans ce Pierre Dessoles, auquel un mari comme on n'en voit guère confie le soin de guérir homéopathiquement sa femme, (atteinte de ce mal mystérieux que M. Octave Feuillet nomme poétiquement *la crise* dans la jolie comédie de ce nom, et auquel la faculté donnerait un autre nom) ? Qu'on en juge par le portrait que trace de ce dameret le bénévole époux lui-même : « cheveux blonds et soyeux ; taille distinguée, œil magnétique. On connaît ses histoires ; car il est le favori de toutes les belles dames de Paris : le Cagliostro des boudoirs, moins son charlatanisme. » La malade achève la peinture en femme qui s'y connaît : « c'est l'espèce d'animal qu'on appelle un homme dangereux, et qui a tout l'attrait du fruit défendu. » Enfin ce docteur charmant complète lui-même son signalement, et fait

ainsi sa confession : « désespérant de sur-
prendre à la nature les secrets de la vie, et
n'osant verser une science suspecte dans le
corps vivant de mes semblables avec l'insou-
ciance du chimiste qui combine ses réactifs
dans un creuset inerte, j'ai oublié les études
de l'école pour en faire de moins meurtrières.
J'ai retourné mon observation vers les phéno-
mènes plus accessibles de la mobilité féminine
avec leurs tenants et aboutissants, enfin les
incarnations diverses du démon de la femme...
Voilà le pays immense et délicat tant étudié
et si peu connu que j'étudie ; voilà le terrain
sur lequel j'ai fait éclore ma réputation pré-
coce (1). »

Une femme du monde connue dans le nou-

(1) C'est assurément quelques-uns de ces aimables
représentants de la faculté que Mme E. de Girardin
avait sous les yeux et qu'elle eut pu mettre sur la
scène, quand elle écrivait dans ses spirituelles cau-
series : « Comment prendre au sérieux les ordonnances
de médecins si amusants : comment ne pas se divertir
de leurs piquantes anecdotes ? On oublie de leur
expliquer ses souffrances en les écoutant. S'ils ne
vous guérissent pas de vos maux, ils vous en dis-
traient : c'est toujours cela... Leur succès est complet
quand ils peuvent se faire prôner par ces femmes qui
exercent (sans diplôme) la profession de médecin, à
travers l'existence la plus élégante. »

veau roman sous le pseudonyme de Gustave Haller, a fait aussi représenter en 1870 une comédie en quatre actes intitulée *le Médecin des Dames*. Ce n'est pas entièrement à la séduction personnelle qu'il exerce sur ses malades que ce fils d'Hippocrate doit sa vogue dans les stations thermales qu'il fréquente en quête d'une clientèle : c'est à sa qualité — supposée — de célibataire ; car c'est là, on le sait, que foisonnent les veuves et les filles à marier. Une fois lancé sur cette jolie piste, Didier se rend à Paris pour y continuer ses consultations à ses aimables clientes. Mais c'était une base bien fragile pour la fortune médicale qu'il rêve que ce stratagème bientôt dévoilé d'un faux célibat ; et l'on a reproché à Mme A. Fould de manquer ici de cet esprit d'observation qui est le nerf de la comédie de mœurs.

Mme de Sévigné qui ne se refusait pas, à l'occasion, le plaisir de médire de la faculté, (bien que sa correspondance contienne des recettes pour tous les maux), se plaisait beaucoup, pendant son séjour à Vichy, dans la société de son médecin lequel, écrit-elle à sa fille, « sachant vivre et traitant la médecine en galant homme, n'ayant ni le savoir pédantesque ni les termes gourmés de ses confrères de Paris, se montre, d'ailleurs, aussi habile à tourner un madrigal qu'une consultation. » Le portrait que notre grande épistolière trace là en quelques lignes de son Esculape, frappe dès l'abord par son air de parenté avec le médecin des dames ; mais cette branche d'industrie professionnelle qu'on appelle la *médecine thermale* n'avait pas atteint alors le haut degré de perfectionnement auquel elle est arrivée depuis, et Scribe lui-même passait à côté du sujet dans la pièce très médiocre d'ailleurs qu'il intitule les *Eaux du Mont-dore*. Je m'étonne davantage que ses successeurs mieux édifiés à cet égard, n'aient pas trouvé matière à exercer leur verve à l'endroit de ce coureur de clientèle, occupé, comme on l'a dit, de procurer des eaux à ses malades et des malades à ses eaux.

Cependant un dramaturge contemporain, Mallefille, dans *le Cœur et la Dot*, trace avec sa verve mordante le tableau de la médecine et de la clientèle des eaux : « Les eaux ne sont-elles pas bonnes à tout ? Vous le savez mieux que personne, ingrat docteur ! C'est aux eaux que vous envoyez les gens dont vous ne savez comment vous débarrasser, toutes les affections auxquelles vous ne pouvez rien... sans compter celles auxquelles vous ne connaissez pas grand chose. Oisifs las de leur désœuvrement, joueurs ruinés qui veulent corriger le hasard ; ministres tombés et mal remis de leur chute, riches embarrassés de leur argent ; aventuriers cherchant fortune, et beaux-fils cherchant aventure ; garçons en chasse de dot, mères en goût de gendre, demoiselles à marier, veuves à remarier, femmes stériles et fatiguées de l'être, maris courant après la paternité : tous viennent à la fois implorer le pouvoir mystérieux des sources bienfaisantes. On ne suit pas toujours vos ordonnances, mais on les paye, et c'est là l'important... »

Mais, s'il y a du vrai dans cette peinture satirique de la vie des eaux, est-ce à la médecine qu'il faut s'en prendre ? Hâtons-nous de le dire : si à côté des gens de plaisir on trouve là de vrais malades, à côté des exploiteurs de clientèle on y rencontre aussi de vrais médecins, sérieusement préoccupés de faire profiter leurs clients des incontestables progrès que l'hydrologie médicale a accomplis de notre temps.

MM. Nus et Brisebarre tracent dans leur comédie le portrait d'un *Médecin de théâtre* qui n'a pas moins de ressemblance que le

précédent avec le médecin des dames. Il fait
pareillement, comme il le dit lui-même, « de
la médecine aimable »; fredonne en tâtant le
pouls un air d'opéra, et parle la langue des
coulisses en débitant ses ordonnances, au
risque d'y mêler par distraction quelques sou-
venirs dramatiques. Il ne prescrit que des
remèdes agréables ; envoie ses malades à la
promenade, au concert, au théâtre, leur pre-
mettant de les amener au *dénouement* sans
violence et sans douleur. J'ignore si ce pim-
pant docteur réussirait (à supposer qu'il en
existe à son image) auprès des directeurs,
mais il serait assurément le bien-venu auprès
de mesdames leurs pensionnaires. Par malheur,
sa situation se complique de deux antago-
nismes entre lesquels il lui faut manœuvrer
avec toute la dextérité d'un diplomate : rester
en faveur auprès d'une administration sans
entrailles, tout en conservant les bonnes grâces
de ses intéressantes clientes, lorsqu'elles ont
quelque motif pour être malades ou qu'elles
ont quelque chose à taire. On cite un médecin
qui, placé entre son devoir professionnel et la
confidence d'une étoile de la danse, aima
mieux donner sa démission que de trahir l'un
ou l'autre. Mais l'histoire ne dit pas si cette
abnégation tout antique a trouvé des imita-

teurs. — M. Gondinet nous montre aussi dans une de ses plus amusantes comédies (*Le homard*), quelles suites plaisantes peut avoir la complaisance d'un médecin de théâtre pour l'ami qu'il a envoyé occuper sa place, et qui se trouve jouer un rôle analogue à celui du *Médecin par occasion* (une vieille comédie de Bussy), mais dans des circonstances plus scabreuses.

LE MÉDECIN DE COUR, — L'AMBITIEUX, — LE POLITICIEN.

Je rapprocherai des groupes précédents le *Médecin de Cour*, lequel, pour être complet, doit réunir les qualités du médecin de dames à celles dont se compose le courtisan accompli. Tel est le docteur Policastro de *la Princesse Aurélie*, par C. Delavigne ; oyez plutôt :

> Voulez-vous réussir, comment faire ? amusez.
> Sachez envelopper, selon la convenance,
> D'un petit conte aimable une grave ordonnance;
> Il faut d'un peu de miel, avec dextérité,
> Couvrir les bords du vase où l'on boit la santé.
> . . . .
> Le malade distrait se sent mieux quand il rit:
> Et pour guérir le corps, je m'adresse à l'esprit.

Policastro a, d'ailleurs, des visées plus

hautes, et la dame d'honneur qui n'en ignore
pas lui dit :

> .... Allez, on vous connaît !
> Je vois un courtisan sous ce docte bonnet.

Celui-ci ne s'en défend pas :

> Vers les honneurs aussi je me fraie un chemin;
> Un rhume quelquefois met l'état dans ma main.
> Le plus noble malade a ses jours de faiblesse;
> C'est moi qui règne alors, même sur la princesse.
> . . . .
> Une affaire l'ennuie, et j'ose lui défendre
> D'accabler son esprit des soins qu'elle va prendre.
> . . . .
> Cette candeur lui plaît: son ennui se dissipe;
> Jusqu'à parler d'affaire alors je m'émancipe,
> Elle en rit: moi de même, et je suis écouté.

Un médecin ministre ! s'écrie Béatrix. —
Ces choses-là paraissaient étranges à la cour
de la princesse Aurélie. —

> .... Eh quoi? l'on vous verrait
> Signer une ordonnance en rendant un décret !
> Il faut que pour cela l'état soit bien malade.

Mais toute médaille a son revers; tout n'est
pas rose dans le rôle de médecin de cour, et
l'on ne rencontre pas toujours des princesses
aussi débonnaires ; à preuve le supplice de
l'archiâtre rivé aux caprices d'un despote

comme Louis XI, et dont Coitier retrace en ces
termes le triste tableau :

. . . . Sait-on ce qu'on m'envie ?
Du médecin du roi sait-on qu'elle est la vie ?
. . . .
Confiné près de lui dans ce triste séjour,
Quand je vois sa raison décroître avec le jour,
Quand de ce triste pont qui le rassure à peine
J'entends crier la herse et retomber la chaîne,
C'est moi qu'il fait asseoir au pied du lit royal
Où l'insomnie ardente accroît encore son mal ;
Misérable par lui, je le fais misérable :
Je lui rends en terreur l'ennui dont il m'accable.
. . . .
Toujours prêts à briser le nœud qui nous rassemble,
Et toujours condamnés au malheur d'être ensemble,
Jusqu'à ce que la mort qui rompra nos liens
Lui reprenant mes jours dont il a fait les siens,
Se lève entre nous deux, nous désunisse, et vienne
S'emparer de sa vie, et me rendre la mienne.

Et comme entre le médecin et son royal
client il n'est point d'autre lien que celui de
l'intérêt, il ose lui tenir ce langage :

Vous, quels sont-ils vos droits à ma reconnaissance ?
Dieu merci ! nous traitons de puissance à puissance.
L'un pour l'autre, une fois, n'ayons point de secret :
Vous donnez par terreur, je prends par intérêt ;
En consumant ma vie à prolonger la vôtre
J'en cède une moitié pour mieux jouir de l'autre.
Je vends et vous payez ; ce n'est plus qu'un contrat
Où le cœur n'est pour rien, personne n'est ingrat.

Triste métier en somme que celui de courtisan du pouvoir, à quelque titre que ce soit. Il est cependant un pire degré dans l'abaissement : c'est celui d'un courtisan de la fortune tel que ce docteur Jenkins que M. Alphonse Daudet nous montre dans la pièce du *Nabab* (tirée du roman de ce nom), exploitant au profit de sa cupidité et de son ambition les faiblesses de son opulent client.

Les déboires de Coitier prisonnier à Plessislès-Tour et le souvenir de l'infortuné Jansoulet m'ont entraîné loin des fadeurs sentimentales du médecin courtisan. Que l'on me permette, avant d'aller plus loin, d'exprimer un regret, c'est que nos auteurs dramatiques ne se montrent pas préoccupés plus souvent du rôle de nos confrères dans les cours, et en général dans l'histoire. Il y aurait eu là plus d'une figure intéressante à faire poser devant le public, plus d'une situation importante à mettre en relief, non pas tant au point de vue professionnel que du rôle de maints archiâtres dans les comédies politiques jouées en haut lieu ; un chapitre de plus à l'histoire des grands événements par les petites causes, dont l'auteur du *Verre d'eau* nous offre un piquant exemple. Sans revenir sur des considérations auxquelles j'ai donné place dans l'une de mes précédentes publications (1), je me bornerai à rappeler ici combien d'hommes de l'art se trouvaient mêlés aux intrigues de leur temps, non-seulement par leur caractère personnel ou par la faveur de leurs souverains (tels que Lestocq, Struensée, deux des rares médecins au renom historique qui ont figuré sur la scène), mais encore par la position considérable que leur faisaient en France les priviléges attachés à la charge de médecins du roi ou des princes (2).

Ce n'est pas sortir de mon sujet que de parler à cette place du médecin qu'une ambition plus ou moins justifiée pousse à poursuivre, en dehors de son obscure carrière, les honneurs et la fortune. Les exemples en sont rares, (sur la

(1) L'*Histoire et la philosophie dans leurs rapports avec la médecine.*— 1 vol. in-18, Paris, Georges Masson.

(2) Un auteur contemporain rappelle à ce propos Vautier qui passait pour avoir beaucoup d'ascendant sur Marie de Médicis ; Daquin, une créature de Mme de Montespan, entraîné dans sa disgrâce ; Fagon, admis, grâce à Mme de Maintenon, dans la familiarité du monarque, et dont Saint - Simon parle comme « d'un homme à ménager » ; et bien d'autres encore, sans parler des grandes dames du XVIIe siècle (v. Victor Cousin). Le duc de Lévis constate également « l'étonnante influence que les médecins en renom exerçaient encore au XVIIIe siècle sur les femmes de la haute société. »

scène du moins.) Scribe, un des premiers, introduit dans sa comédie de *l'Ambitieux* un de ces hommes de l'art fourvoyés qu'un ami d'enfance, Walpole alors au faîte du pouvoir, veut entraîner dans son orbite. Mais un moment ébloui par l'éclat des grandeurs, ce digne fils d'Hippocrate s'aperçoit bientôt qu'il lui faudra pour suivre ses coreligionaires, (grands partisans à ce qu'ils prétendent de la liberté de conscience) abdiquer sa propre indépendance, et il ne tarde pas à revenir à ses humbles clients qui « s'ils le payent mal l'aiment bien, » et ne songent pas comme ses amis d'en haut à faire de lui l'instrument de leur ambition. Au fond, il n'est, comme il le dit lui-même que « d'un seul parti, celui des gens qui souffrent. »

Puisque nous sommes sur le terrain de la politique, n'oublions pas un personnage assez amusant, ce citoyen Léonidas Vauclin dont M. Sardou a esquissé le portrait dans *les Ganaches*. Médecin militaire dans les armées de la première république, démissionnaire à la proclamation de l'empire, conservant les cheveux plats et les gilets à la Robespierre avec les traditions de l'époque qu'il regrette, railleur et sceptique, mais bon homme au fond, dévoué à ses clients et incapable d'une mauvaise action. C'est, pour l'auteur, le jacobin de 92 ; il l'accroche dans cette galerie d'originaux qui ont la prétention de nous rappeler la première république, la légitimité et le gouvernement de juillet, mais où *la ganache de l'empire* brille et pour cause, par son absence ; on était en 1862.

Je pourrais parler encore de ce docteur Lecouvreux récemment exhibé sur la scène du vaudeville par M. P. Ferrier dans *Nos députés en robe de chambre* : sorte de pantin parlementaire aux prises avec ses électeurs dont il est, dit M. Paul de Saint-Victor, le serf taillable et corvéable à merci. Mais cette œuvre, fort légère d'ailleurs, où le médecin disparaît derrière le législateur grotesque ne modifierait en rien le jugement que l'on peut porter sur les pièces de ce genre, celles du moins qui ont une certaine portée politique. Si, comme l'a dit le critique éminent que je viens de citer et dont l'opinion s'impose avec tant d'autorité en cette matière, si « la satire politique au théâtre ne peut se passer ni de partialité ni de ressemblance » là est sa condamnation. C'est un défi jeté à l'opinion adverse qui n'ayant pas la parole ne peut protester que par la voix brutale des sifflets. Or, dans ce combat discourtois, où est le triomphateur ? Attendons pour porter

certains travers à la scène que le temps ait
dénoué pacifiquement des questions irritantes,
et jusques là tenons nous en aux sages avis du
médecin qui dans *la famille Glinet* (1) joue
le rôle de conciliateur, et sans indulgence
pour les fauteurs des discordes civiles, s'écrie :

> .... Sachez que la patrie
> Désavoue et maudit cette fureur impie ;
> Qu'en vos affreux débats, c'est vous qui l'offensez,
> Vous qui trompez ses vœux, vous qui la trahissez !

Fidèle à ce rôle inspiré par le pius pur
patriotisme, notre honnête confrère a le droit
de dire :

> On ne m'a jamais vu, plein d'un zèle sordide,
> En ces grands intérêts prendre le mien pour guide,
> Ni me plaire aux revers qui frappent mon pays
> Par l'espoir d'une part dans ses tristes débris.

Et le rideau tombe sur cette bonne parole :

> Tâchons d'aimer la France au moins un peu pour elle !

(1) Comédie représentée en 1818 sous le nom de
Merville, et à la composition de laquelle l'auteur de la
Charte passa pour n'avoir pas été étranger.

LA PHILOSOPHIE MÉDICALE SUR LA SCÈNE, — LE MÉDECIN PHILANTHROPE, — SCEPTIQUE, — MATÉRIALISTE.

Après avoir fait passer sous les yeux de mes lecteurs les railleries que l'on n'a pas ménagées aux médecins j'aimerais à les montrer dans leur rôle de bienfaiteurs du pauvre, d'affectueux conseillers des familles, d'apôtres éclairés de l'humanité, ne se bornant pas à faire de la philanthropie de cabinet, mais toujours sur la brèche quand il s'agit de payer de leurs personnes et de mettre leurs lumières au service de tous ; mais nos auteurs dramatiques y ont rarement songé. N'y aurait-il donc pas matière à bien des épisodes touchants dans la vie du médecin de campagne , du médecin des pauvres (1), de l'homme généreux et inaccessible à la peur qui quitte tout, comme dans la pièce de MM. Nus et Brisebarre, pour aller loin de son foyer, porter les secours de son art à une population ravagée par une épidémie

____

(1) Le drame qui porte ce nom ne correspond pas à ce qu'annonce son titre, bien que Prost, le docteur, y joue un noble rôle.

meurtrière ? Cependant, dans un autre ordre d'idées, les auteurs ont été quelquefois amenés par les exigences mêmes de la situation à mettre en relief le dévouement ou la philantropie des médecins appelés à jouer un rôle important dans la pièce ; tels, par exemple, ceux qui figurent dans les *Vacances du docteur*, les *Droits du cœur*, *Conrad*, les *deux Frères*, les *Parents d'Alice*, et d'autres pièces, que je ne puis toutes citer.

Par malheur il est des esprits qui parviennent toujours à compromettre, en y associant des utopies ridicules, l'exercice des plus nobles vertus. Tel le docteur *Bourguibus*, (dans la comédie de ce nom par M. Cottinet,) lequel pour échapper au terre-à-terre de la philanthropie banale se lance à corps perdu dans des théories tellement élevées qu'il y perd complètement pied. S'étant un jour demandé : « Qu'est-ce qu'un criminel ? » L'excellent homme a reconnu que c'était un malade dont à ce titre, le traitement incombe à la médecine. Pourquoi donc attenter dans sa personne au droit sacré de vivre.

> ..... Et comment supporter
> Que la société l'arrache à l'existence
> Quand créer un ciron n'est pas en sa puissance.

Aussi se sent-il appelé par un décret d'en

haut à soustraire à « la brutalité du glaive » ces ennemis prétendus de leurs semblables, ces intéressants malfaiteurs destinés peut-être qui sait ? à faire un jour le plus bel ornement de la société, grâce à l'hygiène et à quelques prescriptions bien entendues.

Conséquent à ses principes Bourguibus est allé cherché jusqu'au pied de la potence un gredin, Spalatro, qu'il recueille chez lui, choie, héberge, poussant le raffinement jusqu'à le faire éveiller tous les matins aux sons de la musique, — comme l'avait imaginé le père de Montaigne, — pour ne lui inspirer que des idées riantes et de douces sensations :

Et ses yeux s'ouvriront purs des rêves du vice,
Comme ceux d'un enfant aux chants de sa nourrice.

C'est la mise en pratique des élucubrations exposées par ce naïf philanthrope, dans un ouvrage où il se propose de réformer les pénalités en vigueur, et de modifier les opinions répandues sur l'honnêteté, le mariage, etc.; car il a en toutes ces choses des idées à lui :

.... Ces gens de bien !
On ne peut pas savoir ce que cela devient
Quelquefois... La vertu c'est une robe neuve;
A l'user seulement elle fournit sa preuve ;
Et tant qu'un honnête homme est sujet au trépas,
Sa vertu peut craquer, et l'on n'en répond pas.

Bref, pour mieux assurer la cure de son élève
et le soustraire :

> A ces retours du mal qui ne sont combattus
> Que par le mariage et ses grandes vertus,

Bourguibus qui continue à planer au-dessus
des préjugés vulgaires, nourrit l'idée de lui
donner un jour sa fille. Ah ! si Spalatro l'avait
su... Mais le drôle, nonobstant le confort dont
il jouit, a la nostalgie de sa vie libre de bohème,
et il pense en soupirant au temps où il guet-
tait les voyageurs égarés dans la montagne
pour les dévaliser tout au moins. Aussi sa guérison menace-t-elle de se faire longtemps dé-
sirer, et peut-être son protecteur l'attendrait-
il encore, si perdant patience, l'élève du trop
confiant docteur ne s'envolait un beau matin,
après l'avoir allégé des bijoux et autres objets
sur lesquels il a pu faire main basse. Peindre
le désappointement de ce philantrope doctri-
naire ne serait pas facile :

> J'en suis si confondu que je n'ai plus de jambes,
> A qui se fier maintenant?

Et voilà mon homme en train de tomber par
le fait d'un gredin dans le pire des *scepticismes*
celui qui doute du bien et de la vertu . est

pourtant de bonne foi dans son philanthropisme
paradoxal ce brave Bourguibus, et il ne res-
semble aucunement à ces faux amis de l'humanité qui font de ces beaux sentiments métier et
marchandise ; — car il y a de faux philan-
thropes comme il y a de faux dévots et de faux
braves :

Ces bonnes actions nous sont très-nécessaires,

dit avec un certain cynisme le Policastro de *la
princesse Aurélie*; d'où il serait permis de
conclure, avec un des personnages d'une comédie de Viennet que

Tout jusqu'au philanthrope a son charlatanisme.

Cette absence de conviction, on la prête souvent aux médecins, accusés de porter dans
l'exercice de leur art, comme ailleurs, le scepticisme qui est l'un des traits les plus saillants
de leur philosophie. Il est même de bon genre
pour certains praticiens de railler leur profession. Ils croient se montrer ainsi supérieurs à
ceux de leurs confrères qui ont la simplicité de
se croire utiles à leurs semblables. « Faites
donc de la médecine à tâtons, dit un des médecins de Scribe dans un cas embarrassant,
quand nous avons déjà tant de peine à nous en
tirer *lorsque nous y voyons?* Ces lazzis font

le bonheur du public ; comme si en plaisantant du métier qu'il font ces augures qui ne peuvent se regarder sans rire, ne se moquent pas en réalité, et par une interversion des rôles, de ceux-là mêmes auxquels ils font payer leurs avis fort cher.

MM. Nus et Brisebarre ont tiré leur meilleure scène d'un des épisodes de la vie médicale, *les Consultations*, où apparait au mieux la foi médiocre qu'ont en leurs formules certains praticiens toujours prêts à se *passer la casse*. — Des hommes de l'art réunis pour délibérer sur un cas qui leur paraît obscur hésitent à se prononcer, et voici un échantillon du dialogue qui s'établit entre eux : « Il faut pourtant que nous disions quelque chose ? — Certainement ; on dit toujours quelque chose. — Il s'agit de ne pas effrayer le sujet. — Laissons-le dans le vague. — ... où nous sommes. — Faisons de la médecine expectante : il ne faut jamais compromettre la science. — ni les médecins. — eh bien passons au traitement. — quel traitement appliquer à une maladie que l'on ne connaît pas ? — Voyons, il faut que chacun y mette du sien. — Arrangez cela, vous jeune homme... Ce que vous voudrez. — Une petite Olla podrida. — Et puis nous attendrons l'évènement... La cause est entendue, il ne s'agit plus que de **dresser** le procès-verbal. Mais, comme le fait observer un des assistants, « si la consultation tournait aussi court, le malade croirait qu'il n'en a pas pour son argent. » Ces messieurs se mettent donc à causer de leurs petites affaires, de la chronique du jour, de la pièce en vogue; puis on introduit le prévenu, qui entend son arrêt et n'a plus qu'à payer, à haut prix (c'est l'ordinaire), car dit un des personnages de Viennet :

Ce sont des gens fort chers que vos hommes célèbres.
. . . .
On a tout à gagner à mourir en province.

C'est qu'au milieu des ruines accumulées autour de nous par le scepticisme, il est un culte qui ne semble pas menacé de disparaître, c'est celui du Veau d'Or.

Du scepticisme au matérialisme il n'y a pas loin ; il ne faut donc pas s'étonner de voir nos auteurs dramatiques, d'accord en cela avec le public, induire des opinions sceptiques d'un grand nombre de médecins leurs tendances matérialistes. Bien qu'imprégné de la philosophie peu orthodoxe de Gassendi son maître, Molière, pas plus que ses successeurs immédiats, ne se préoccupa de ces problèmes, sans intérêt pour la scène. Il fallut que Voltaire,

Diderot et les encyclopédistes donnassent une vogue nouvelle à la philosophie et en particulier aux doctrines sensualistes, pour qu'il en arrivât quelques échos affaiblis sur le théâtre (dans le drame notamment); mais elles ne s'y formulèrent avec quelque précision que de nos jours. Le médecin mis en scène par Viennet dans une pièce déjà citée s'en explique carrément :

> Mais je n'ai pas trouvé l'âme sous mon scalpel ;
> Et je n'ai constaté dans la nature entière
> Que deux faits positifs : *la force et la matière.*

Qui se serait attendu à trouver dans le répertoire de ce temps les idées d'un philosophe allemand de nos jours (1) ?

Dans le drame de *Didier* l'auteur, M. P. Berton, n'a pas prêté un langage moins explicite au docteur Raymond :

> ... dont la main disséquant la nature
> Dans les plis du cerveau nouvellement décrits
> Voit penser la matière et végéter l'esprit.

Déjà Al. Dumas avait fait figurer dans son drame du *Comte Hermann* (1849), un médecin matérialiste et athée qui rappelle beaucoup

____

(1) *Force et matière,* par Buchner.

le Karl Moor des *Brigands* de Schiller. Depuis, M. Octave Feuillet (*tu quoque !*) nous a montré sous les traits du vieux *Jacobus* un libre-penseur, matérialiste ou athée, comme on voudra, qui prend texte des « infirmités sans remède et sans espoir que traîne après elle la vieillesse » pour blasphémer contre « le bon Dieu, puisqu'on s'obstine à lui donner ce nom, et qu'on nous enseigne à le remercier du long martyre qui termine habituellement ce châtiment d'un crime inconnu, la vie ! » (*La Partie de dames*). Toutefois l'auteur n'a pas fait, on s'en doute bien, du soupirant sexagénaire de Mme d'Ernel un de ces pécheurs endurcis destinés à mourir dans l'impénitence finale.

J'en passe pour arriver, mais non sans quelque hésitation (*incedo per ignes*), à l'œuvre qui a fait le plus de bruit en ce genre dans les derniers temps, et où les doctrines dont je parle ont trouvé leur interprète le plus convaincu dans ce docteur *Bidache*, le confident de *Daniel Rochat* et son thuriféraire. Je ne reproduirai pas ici des scènes que tout le monde connaît. On sait de quels arguments pressants notre confrère se sert pour empêcher le jeune tribun de donner, en se mariant au temple, un scandaleux démenti à ses opinions, à ses écrits, à ses discours, à son passé comme à son avenir ; comment pour couper court à une situation intolérable, il imagine de recourir à la loi fédérale qui autorise, en Suisse, le divorce pour cause de dissentiments graves sur la question religieuse. D'un seul mot, l'auteur a peint son personnage ; à l'ami qui s'efforce de le ramener à d'autres sentiments en lui démontrant les périls d'une société sans Dieu : « il y a assez longtemps, répond Bidache, que votre Dieu nous gêne. »

Qu'un certain nombre de nos confrères se reconnaisse dans le type créé par M. Sardou, c'est possible : que la profession en tire quelque lustre, c'est douteux, mais ce n'est pas mon affaire ; la seule chose que j'avais à constater ici, c'est la tendance de nos auteurs dramatiques à incarner dans le corps médical les doctrines dont l'ami de Daniel Rochat est le porte-drapeau.

En dehors du répertoire comique proprement dit (1), je pourrais encore mentionner le

---

(1) Je n'ai point parlé, — cela ne rentrait pas dans mon plan, — de quelques pièces où nos confrères jouent un rôle indécis ou simplement ridicule, non pas *parce qu'ils* sont, mais *quoiqu'ils* soient méde-

drame dans toutes ses transformations, depuis le mélodrame ou drame populaire inauguré à la fin du siècle dernier par Guilbert de Pixérécourt, jusqu'aux drames réaliste et naturaliste, en passant par les drames historique, romantique et socialiste qui ont compté de si beaux jours de 1830 à 1850. Mais je n'aurais rien à ajouter aux développements dans lesquels je suis entré sur le rôle psychologique des médecins à la scène. Ici, on les voit, selon le milieu dans lequel ils se meuvent, ornés des mêmes vertus ou souillés des mêmes vices, jouant tour-à-tour les rôles de traîtres ou de sauveurs, tantôt tristes plagiaires des Castaing, tantôt nobles émules des Vincent de Paul, toujours prêts à apparaître, comme le *deus ex machina*, pour faire triompher l'innocence ; je parle plus spécialement ici des drames du boulevard. Maintenant je demande pourquoi dans un genre plus élevé, nos auteurs contemporains et à leur tête M. Alexandre Dumas dans ses drames à prêches philosophiques, M. Sardou, dans ses comédies-drames, où la peinture

cins. Ces pièces ne méritent guère d'ailleurs d'être rappelées, et trop nombreuses sont déjà celles qui ont prouvé, dans le cours de cette étude, à quelle distance les successeurs de Molière sont restés de leur maître.

des passions se combine avec celle des ridicules ou des vices), n'ont pas fait jouer un rôle
plus important aux médecins ? N'est-ce point
parce qu'on n'apprécie pas suffisamment de
nos jours leur importance sociale, et l'étendue
du rôle qu'ils sont appelés à jouer dans la civi-
lisation moderne dont les progrès se lient si
étroitement à ceux de la science?

Cependant reconnaissons que s'ils n'ont pas
conservé depuis Molière l'importance comique
qu'il leur avait donnée et qu'ils tenaient beaucoup, d'ailleurs, des mœurs médicales du temps,
ils n'ont pas trop à s'en plaindre ; leur rôle s'est,
en effet, bien relevé depuis lors, au point de
vue, s'entend, de la dignité professionnelle. Les
auteurs de charges dont le seul but est de faire
rire un public peu soucieux de la vérité des
caractères continueront, sans doute, à leur
prodiguer des lazzis dont on ne se lasse pas (1),
et que certains confrères travaillent, il faut
bien en convenir, à s'attirer ; mais l'art n'a
rien à voir dans ces choses-là. Que si un écri-
vain humoristique goûté, à juste titre, pour les

____

(1) « La foule aime à retrouver de vieilles plaisanteries. Elle salue avec reconnaissance les bons mots
qu'elle écoute pour la centième fois. » (Gustave
Planche).

qualités brillantes de son esprit a cru devoir
s'élever de nos jours contre ce qu'il appelle
« une réaction exagérée en faveur de la médecine », c'est pour avoir confondu, dans un
livre qui n'atteint en réalité que l'industria-
lisme médical, les *marchands de santé* (1)
parfaitement justiciables de la critique, avec
les hommes chez lesquels on salue toujours
avec respect la science unie au dévouement.

(1) Titre d'un ouvrage de M. Pierre VÉRON

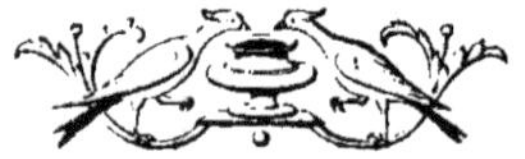

NANCY. — TYPOGRAPHIE G. CRÉPIN-LEBLOND

9 782329 590233